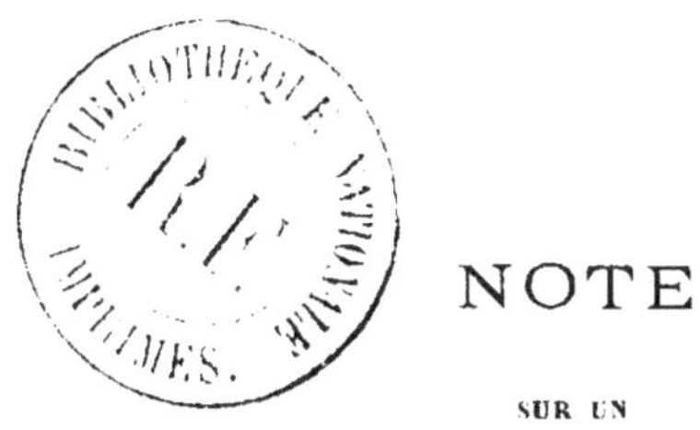

NOTE

SUR UN

ÉTAT PARÉTIQUE

DÉVELOPPÉ

DANS LES MEMBRES DU COTÉ CORRESPONDANT A UN EMPYÈME

Lue à la Société médicale des hôpitaux de Paris

Dans la séance du 26 novembre 1875

Par le Docteur R. LÉPINE

Médecin du Bureau central
Agrégé de la Faculté de médecine

EXTRAIT

De l'Union Médicale (3e série), année 1876

NOTE

SUR

UN ÉTAT PARÉTIQUE

DÉVELOPPÉ

DANS LES MEMBRES DU COTÉ CORRESPONDANT A UN EMPYÈME

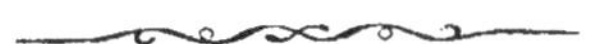

Les communications fort intéressantes de M. le docteur Raynaud et de M. le professeur Vallin m'engagent à soumettre à l'attention de la Société les deux observations suivantes, qui sont au moins de nature à prouver que le mécanisme de l'embolie, si bien exposé par M. Vallin, et confirmé par l'autopsie dans quelques-unes de ses observations, ne peut être invoqué dans tous les cas où on observe un état parétique des membres consécutif à un empyème. Les deux malades dont voici l'histoire, rédigée par un des internes les plus distingués, M. Pitres, se trouvent tous deux à l'hôpital Beaujon, dans le service de M. le docteur Matice, que je supplée actuellement :

Obs. I. — *Pleurésie purulente du côté droit. — Empyème. — Parésie consécutive du membre supérieur droit.*

(Observation recueillie par M. Pitres, interne du service.)

J... (Charles), corroyeur, âgé de 52 ans, est entré à l'hôpital Beaujon le 3 août 1875, dans le service de M. Matice, suppléé à ce moment par M. Martineau et, à partir du 1er novembre, par M. Lépine. Il se plaignait surtout d'un point de côté extrêmement violent sous le mamelon droit et présentait déjà les signes stéthoscopiques d'un léger épanchement pleurétique.

Le 11 août, on pratiqua la thoracentèse, qui donna issue à un liquide très-louche. Le 23 août, l'épanchement s'étant reproduit, on pratiqua une seconde thoracentèse, et, enfin, le 28 août, on se décida à faire l'opération de l'empyème.

Nous nous contentons de signaler ces faits, M. Martineau ayant l'intention de publier l'histoire de l'empyème de ce malade. Nous voulons seulement insister sur un accident qui s'est développé dans le cours de la longue convalescence qui a suivi l'opération de l'empyème. Quinze jours ou trois semaines après cette opération, le malade commença à s'apercevoir que son membre supérieur droit s'affaiblissait notablement. Ce membre n'était le siége d'aucune douleur, mais il était lourd, engourdi, difficile à remuer.

Plus tard, les masses musculaires de l'épaule et du bras droit devinrent plus molles, plus flaccides que celles du côté opposé. Enfin, dans le courant du mois de novembre, on put constater des troubles fonctionnels et des altérations trophiques qui méritent d'être décrits en détail.

Mais avant de rapporter les détails de ces accidents, il n'est peut-être pas inutile de faire connaître les renseignements qu'on a pu recueillir sur les antécédents du malade. Son père est mort à 73 ans ; sa mère a succombé à l'âge de 72 ans, dans le cours d'une attaque de rhumatisme (?). Il a une sœur qui jouit d'une très-bonne santé, et il a perdu un frère de la poitrine. Pendant sa jeunesse, il a reçu un coup de brique sur l'orbite du côté gauche, et, depuis cette époque, son œil gauche est sensiblement plus faible que le droit. En 1855, il a eu une fluxion de poitrine, et quelques jours après la guérison de cette maladie, il a été pris d'une *amaurose* (?), pour laquelle il est resté en traitement pendant près d'une année. Jamais il n'a eu d'accidents apoplectiques. En 1865, dans une rixe, il se luxa l'épaule droite ; la luxation fut réduite le jour même, et après une semaine de repos, il put reprendre son travail. Depuis longtemps il buvait volontiers plus que de raison. Jamais il n'a eu de rhumatismes ni d'accidents syphilitiques. Il bégaye un peu, mais il affirme qu'il a toujours eu ce petit défaut de prononciation. Jamais il n'a remarqué qu'il fût plus faible d'un côté que de l'autre, et avant l'opération de l'empyème, il n'y avait *aucune différence de force* entre le bras droit et le bras gauche.

État actuel le 2 novembre 1875 : La peau du membre supérieur droit est sèche, rugueuse, écailleuse, elle n'est le siége d'aucune éruption. Les muscles de ce membre, et, en particulier, le deltoïde, le grand pectoral, le biceps sont notablement plus grêles et plus flasques que les muscles correspondants du côté opposé ; à l'avant-bras et à la main on ne constate pas de diminution de volume des masses musculaires. Il n'existe pas de contractions fibrillaires des muscles atrophiés. Le bras droit est si faible que le malade peut à peine le tenir étendu, et qu'il éprouve de grandes difficultés à le porter à son front. Quand on lui donne les deux mains à serrer, on constate que, tandis qu'il serre très-vigoureusement avec la main gauche, il n'exerce avec la droite qu'une pression insignifiante. Les mouvements de la main, du poignet, du coude, ne sont pas douloureux ; les mouvements spontanés ou provoqués du bras, surtout les mouvements d'abduction sont, au contraire, limités par une douleur très-vive. L'articulation de l'épaule ne paraît cependant pas malade ; la peau qui la recouvre, rugueuse comme celle du reste du membre, ne présente ni rougeur ni œdème ; profondément, on ne sent aucune tuméfaction péri-articulaire ; les mouvements provoqués ne déterminent pas de crépitations ; la pression sur la jointure ne provoque pas de douleur. La main droite est légèrement tuméfiée ; sur sa face dorsale il existe un peu d'œdème, sans rougeur de la peau. Cet œdème ne remonte pas au-dessus du poignet. Le malade se plaint d'éprouver des douleurs vives, lancinantes, qui paraissent naître dans la plaie de l'empyème et s'irradier vers l'épaule et le bras droit jusqu'à l'articulation du coude. Jamais la douleur ne s'étend à l'avant-bras ni à la main. Les sensations de contact, de température, de douleurs (piqûre, pincement) sont perçues avec autant d'intensité sur le bras droit que sur les autres parties du corps. Il n'y a pas d'affaiblissement des membres inférieurs; ils sont tous deux également forts et également volumineux, et quand le malade a marché assez longtemps pour éprouver de la fatigue, il ne la ressent pas plus tôt d'un côté que de l'autre.

La face est très-légèrement asymétrique ; le sillon naso-labial droit est un peu moins profond que le gauche; mais les deux côtés du visage sont aussi mobiles à droite qu'à gauche. Pas de déviation du voile du palais. Quand le malade tire la langue, cet organe est le plus souvent un peu dévié vers le côté droit. Les pupilles sont égales, contractiles. Le malade y voit très-peu de l'œil gauche, mais cette faiblesse de la vision à gauche existe depuis son enfance. Il y voit très-bien de l'œil droit. Les sensibilités gustative, olfactive et auditive ne présentent aucun trouble fonctionnel.

Depuis le commencement du mois jusqu'à aujourd'hui (25 novembre), l'état du malade s'est fort peu modifié. On peut dire que le fond de la situation est resté le même. Toutefois, il y a eu des alternatives d'amélioration et d'aggravation dont les notes suivantes rappellent la succession.

Le 6 novembre, les douleurs spontanées au niveau de la plaie sont beaucoup moins vives; l'œdème de la main a disparu; le malade peut se servir un peu de son bras pour s'habiller.

Le 7, les irradiations douloureuses sont très-vives. Rien cependant dans l'aspect extérieur de la plaie n'en donne l'explication. Les lèvres de l'incision ne sont ni rouges ni tuméfiées; la suppuration n'est pas plus abondante qu'à l'ordinaire. Le bras se ressent de cette exagération des douleurs; il est plus faible que les jours précédents. La main droite est le siége d'une tuméfaction œdémateuse indolente. Les mouvements des doigts et du poignet ne provoquent aucune sensation douloureuse.

Le 10, au niveau du poignet, on sent un empâtement profond, qui semble siéger dans la gaîne des fléchisseurs. La peau de la région n'est pas rouge et sa pression n'est pas douloureuse. La température de la main droite est sensiblement plus élevée que celle de la main gauche. L'œdème de la face dorsale a presque complétement disparu.

Le 15, l'empâtement de la gaîne des fléchisseurs s'est dissipé. En revanche, le dos de la main et la base des doigts sont le siége d'une tuméfaction œdémateuse notable. La main droite est plus chaude que la gauche, ses mouvements ne sont pas douloureux. La peau qui la recouvre est assez colorée, mais ne présente pas la teinte rosée diffuse du rhumatisme articulaire aigu.

Le 17, les douleurs irradiées ont disparu; l'œdème de la main a beaucoup diminué; l'impotence motrice, toujours bien marquée, est cependant un peu moins forte que les jours précédents.

Le 23, la main droite est moins chaude, ses téguments ont la coloration normale; la tuméfaction n'existe plus. Le malade affirme qu'il ne ressent plus aucune douleur dans la plaie ni dans l'épaule. L'impotence motrice est toujours aussi marquée. L'atrophie des muscles de l'épaule et du bras est très-apparente. Pas de mouvements fibrillaires. La sensibilité au contact et à la douleur est égale à droite et à gauche (1).

L'exploration électrique (courants faradiques) donne les résultats suivants : La sensibilité électrique est très-affaiblie dans tout le membre supérieur droit, car un courant, assez fort pour déterminer à gauche une vive douleur, est facilement supporté à droite. Les muscles sus-épineux, deltoïdes, grand pectoral et biceps du côté droit, se contractent beaucoup plus faiblement que les mêmes muscles du côté opposé. La contractilité électrique est affaiblie, mais à un degré beaucoup moindre dans les muscles de l'avant-bras droit, et notamment dans le long supinateur et les radiaux. Les muscles de l'éminence thénar se contractent aussi énergiquement d'un côté que de l'autre.

Il me paraît difficile de nier que les symptômes développés dans le membre supérieur du côté correspondant à la maladie thoracique soient liés à cette dernière par un rapport de causalité évident : avant l'opération, le malade, dont la profession exigeait un grand déploiement de forces, n'avait jamais remarqué, même depuis un accident survenu à l'épaule, que la puissance musculaire fût moindre du côté droit. C'est quinze jours après l'opération de l'empyème qu'il commence à s'apercevoir d'une faiblesse graduelle de ce membre. L'impotence fonctionnelle augmente plus tard, quand il y a des douleurs plus vives au niveau de la plaie; elle décroît avec l'amendement de celles-ci, et nous assistons à plusieurs reprises au développement et à la décroissance tellement parallèles de l'impotence fonctionnelle, d'une part, et des douleurs thoraciques, d'autre part, qu'il n'est pas difficile de se convaincre de leur connexité; mais l'embarras commence quand on cherche à déterminer la nature précise de l'affection qui tient l'impotence du bras sous sa dépendance.

Nous ne croyons pas qu'il s'agisse d'une névrite; le malade n'a pas ressenti de douleurs vives dans le membre, le long du trajet des nerfs; par la pression au niveau de ces derniers on ne réveille pas de douleur sensible.

Il ne peut être question d'une atrophie musculaire *progressive* (maladie de Duchenne-Aran). La maladie est absolument circonscrite dans le membre supérieur d'un côté et dans l'épaule correspondante; on provoque de la douleur en faisant exécuter au membre certains mouvements; il n'existe pas de contraction fibrillaire

(1) Depuis la lecture de cette observation, il y a eu une nouvelle exacerbation :

Le 29, les irradiations douloureuses partant de la plaie ont reparu; elles s'étendent à l'épaule et au bras jusqu'au coude.

Le 1er décembre, la main droite est tuméfiée, plus chaude que la gauche.

Le 3, les douleurs sont moins fortes. La tuméfaction et la chaleur de la main se dissipent.

Le 5, la main droite a la même couleur, le même volume et la même température que la gauche.

Depuis lors, jusqu'à aujourd'hui 1er mars, pas de rechute; progressivement, l'impotence motrice et l'atrophie musculaire se sont amendées au point de disparaître presque complétement.

dans les muscles, peu diminués de volume d'ailleurs; eu égard à la faible diminution de leur masse, les muscles sont plus faibles qu'ils ne seraient dans l'atrophie musculaire protopathique; enfin, dans cette hypothèse, on ne comprend pas le gonflement de la main et de la gaine des tendons fléchisseurs.

Serait-ce simplement du rhumatisme? Mais, ainsi qu'on l'a vu dans les détails de l'observation, il n'en existe aucun signe dans les articulations scapulo-humérales du coude et du poignet, et même des doigts. Tout le gonflement est localisé dans les parties sus-indiquées (partie inférieure de la face antérieure de l'avant-bras et dos de la main). Or, une localisation si peu étendue ne peut expliquer l'impuissance du membre à être spontanément élevé ou écarté du tronc; de plus, il existe une diminution notable de la contractilité électrique; nous croyons inutile d'insister.

Il n'y a aucun signe d'une lésion cérébrale, aucun symptôme dans le membre inférieur du même côté, ni à la face ni dans les organes des sens; pas de trouble dans la mémoire, etc.

Par exclusion, nous arrivons à discuter l'existence d'une de ces paralysies, dont la pathogénie est jusqu'à ce jour si obscure et qui forment le groupe fort disparate d'ailleurs des paralysies dites réflexes. Il est certain que les lésions trophiques et inflammatoires sus-mentionnées ne peuvent s'expliquer par l'extension de proche en proche, à partir de la plaie, d'un processus inflammatoire. On se rend, au contraire, assez bien compte de leur développement, en admettant que le retentissement morbide s'est fait par l'intermédiaire de la moelle. Il existe des sympathies entre le poumon et le membre supérieur du même côté, ainsi que je l'ai démontré ailleurs (1). Il paraît aussi en exister entre la paroi thoracique et le membre correspondant. On a vu parfois des névralgies brachiales consécutives à une lésion ou à une contusion de cette paroi. Notre collègue, M. le docteur Ollivier, a récemment publié une observation fort probante sous ce rapport (2). Enfin, j'ai tout dernièrement pu me convaincre, dans des expériences faites à un autre point de vue, que, chez des chiens curarisés, une large plaie de la partie thoracique modifie la température du membre du côté correspondant (3).

Si l'existence de ces sympathies ne peut être contestée, pourquoi s'étonner, dès lors, qu'une irritation partie de la plaie thoracique puisse, en agissant sur la moelle, produire dans le membre supérieur correspondant un état parétique et les troubles trophiques sus-mentionnés? Non-seulement l'œdème de la main, mais le

(1) *Sur l'existence de troubles vaso-moteurs des membres dans quelques affections fébriles, notamment dans la pneumonie.* (*Mémoires* de la Société de biologie, 1867, p. 133.)

(2) *Contribution à l'histoire des névralgies réflexes d'origine traumatique.* (*Gaz. méd. de Paris*, 1874, p. 228. Société de biologie.)

(3) La plaie avait pour but d'introduire une ampoule dans le thorax. Ces expériences ont été faites dans le laboratoire de M. le professeur Béclard.

gonflement de nature irritative de la gaîne des tendons fléchisseurs s'explique aussi dans cette hypothèse, car on sait, depuis les travaux de M. le professeur Charcot (1), qu'une semblable lésion n'est pas exceptionnelle dans les paralysies. Les observations de M. Charcot sont surtout remarquables, en ce que les lésions des gaînes tendineuses se sont manifestées chez des hémiplégiques peu de jours seulement après le début de la paralysie.

Dans l'observation suivante, nous sommes disposé à expliquer l'hémiplégie de la même manière :

OBS. II. — *Pleurésie purulente du côté droit. — Empyème. — Hémiplégie consécutive des membres du côté correspondant.*

(Observation recueillie par M. PITRES, interne du service.)

Fal.., (Joseph), âgé de 34 ans, est entré à l'hôpital Beaujon le 13 novembre 1875 (service de M. Matice, suppléé par M. Lépine, salle Beaujon, n° 11), pour se faire soigner d'un trajet fistuleux consécutif à une opération d'empyème pratiquée par M. Cusco dans le courant du mois de juin 1873.

Ce malade raconte que, jusqu'en 1873, il a joui d'une excellente santé. Dans sa jeunesse il a eu quelques engorgements ganglionnaires, mais jamais il n'a fait aucune maladie sérieuse. Jamais il n'a eu de rhumatismes ni d'accidents nerveux d'aucune espèce. Dans les premiers jours de l'année 1873, il ressentit un point de côté sous le mamelon droit, et après s'être soigné pendant une semaine chez lui, il entra à l'Hôtel-Dieu dans le service de M. Frémy, où on lui fit successivement dans l'espace de deux mois sept ponctions thoraciques. Chaque ponction donnait issue à une grande quantité de pus crémeux. Vers la fin de février, son état parut assez satisfaisant pour qu'on crût pouvoir l'envoyer en convalescence à Vincennes. Mais, huit jours après son départ de l'hôpital, il recommença à tousser, à éprouver de l'oppression, et à ressentir une vive douleur dans le côté droit de la poitrine. Il revint à l'Hôtel-Dieu, et fut placé dans le service de M. Fauvel. Après lui avoir appliqué sans succès plusieurs vésicatoires, on lui fit deux nouvelles ponctions, et la deuxième fut suivie de l'injection dans le cavité pleurale d'une certaine quantité de teinture d'iode. *Au moment même où cette injection pénétra dans la plèvre, le malade ressentit une vive douleur, et il éprouva un engourdissement des membres, surtout de ceux du côté droit.* Cette sensation persista pendant une heure et se dissipa peu à peu. Quelques jours plus tard, le malade s'aperçut que le membre supérieur droit perdait progressivement sa force. Pour prendre les objets placés à sa droite, il était obligé de se servir de la main *gauche*. Comme il ne se levait pas à ce moment, il ne sait si le membre inférieur droit était à ce moment déjà plus faible que le gauche.

Le 8 juin 1873, l'épanchement s'étant reproduit, M. Fauvel fit appeler en consultation

(1) *Archives de physiologie*, t. I, p. 396. M. le professeur Gubler (Société médicale des hôpitaux, 1868) a aussi insisté sur l'altération des gaînes tendineuses des *extenseurs* chez les hémiplégiques, qu'il met sous la dépendance de troubles de l'innervation.

M. Cusco, qui pratiqua séance tenante l'opération de l'empyème. Trois ou quatre mois après, le malade commença à se lever; il remarqua alors la faiblesse du membre inférieur. Plus tard, l'état général s'étant amélioré, la faiblesse du membre du côté droit s'amenda progressivement, et paraît avoir disparu, car, au moment de sa sortie, le 20 janvier 1874, la plaie étant presque complétement cicatrisée, le malade marchait bien et reprit ses travaux. Mais il fut forcé de les interrompre deux mois après. Il entra alors à l'hôpital temporaire, où il resta en traitement pendant seize mois. Il était alors, dit-il, au plus bas, et il ne se souvient pas nettement de l'état des membres du côte droit à ce moment. Plus tard, quand son état se fut de rechef amélioré, il fit de nouveau attention à la faiblesse des membres du côté droit qui, d'ailleurs, fut moins prononcée alors qu'elle ne l'avait été antérieurement lors de son séjour à l'Hôtel-Dieu et qui, depuis, a diminué progressivement. A l'hôpital temporaire, on lui fit des injections de nitrate d'argent dans la fistule; à ce moment et sous leur influence, au dire du malade, la parole était quelquefois embarrassée; pendant au moins dix minutes, il avait de la difficulté à prononcer les mots, mais pas à les trouver; il est très-explicite sur ce point; il ne se trompait pas de mots, il avait simplement de l'embarras à articuler et un peu de bégayement; sa mémoire n'a jamais diminué; jamais il n'a eu de troubles intellectuels d'aucune sorte; jamais de perte de connaissance, même momentanée, jamais de convulsions.

A la fin d'octobre 1875, la plaie de l'empyème ne suppurait presque plus, et le malade quitta l'hôpital temporaire, se croyant guéri; mais la parésie du côté droit, et la persistance de l'écoulement purulent qui reparut aussitôt qu'il voulut travailler, le forcèrent encore une fois à entrer à l'hôpital. C'est alors qu'il fut admis à l'hôpital Beaujon, dans le service de M. Lépine.

État actuel le 15 novembre 1875. Le malade n'est pas très-amaigri; il reste levé presque toute la journée; son teint n'est pas cachectique. Il a quelquefois des quintes de toux assez fortes, sans expectoration; un exercice un peu violent le fatigue et l'oppresse assez rapidement. Sur la partie latérale droite du thorax, dans le huitième espace intercostal, existe une cicatrice rouge percée de deux pertuis bourgeonnants qui donnent constamment passage à une petite quantité de pus. Quand le malade tousse ou fait un effort, il s'échappe par ces fistules des bulles de gaz et du pus. En y introduisant une petite sonde de gomme, on constate que les trajets fistuleux sont très-obliquement dirigés en arrière et un peu en haut, et que, dans cette direction, la sonde s'enfonce, sans rencontrer d'obstacle, de 13 centimètres. L'obliquité des trajets ne permet pas de les explorer dans d'autres directions. Le côté droit de la poitrine est sensiblement déprimé. La mensuration de la base du thorax donne, pour le côté gauche, 42,5 centimètres, et, pour le côté droit, 37,5 centimètres.

L'auscultation et la percussion ne révèlent rien d'anormal à gauche. A droite et en avant, la sonorité est légèrement diminuée depuis la clavicule jusqu'à deux travers de doigt au-dessous du mamelon. A partir de ce point, il existe une matité absolue qui se confond en bas avec la matité hépatique. L'auscultation fait entendre le bruit vésiculaire normal jusqu'au niveau de la ligne de matité et très-affaibli au-dessous de cette ligne. En arrière, la sonorité est normale dans la fosse sus-épineuse. A partir de l'épine de l'omoplate jusqu'à la base, le son est obscur, mais il n'y a pas de matité absolue. A l'auscultation, on trouve le murmure respiratoire affaibli dans la fosse sous-épineuse, et, au-dessous de l'angle de l'omoplate, on ne le perçoit plus du tout. Le retentissement de la voix est sourd, sans altération de timbre. Pas de succussion hippocratique. Les vibrations thoraciques sont très-faibles des deux côtés, mais plus à droite qu'à gauche.

Le pouls est rapide (90/100), assez fort.

Les battements du cœur ont leur rhythme, leur intensité et leur timbre normaux.

Le malade n'a pas de frissons ni de sueurs nocturnes. Son appétit est bon; ses digestions sont faciles.

Les urines sont limpides et ne renferment ni sucre ni albumine. Il se plaint d'un affaiblissement très-marqué des membres du côté droit. Il peut marcher et exécuter avec son bras tous les mouvements possibles; mais, quand il travaille, son bras droit est vite fatigué, et, quand il marche, il ressent bientôt de la lassitude dans le membre inférieur droit. Les muscles pectoraux, le biceps brachial sont un peu plus grêles à droite qu'à gauche; la cuisse droite est également un peu moins volumineuse que la gauche. Les chiffres suivants donnent la mesure de ces différences :

Partie moyenne du bras droit.	21	centimètres.
— du bras gauche.	21,5	—
— de la cuisse droite. . .	38,5	—
— de la cuisse gauche . .	39,5	—

Les avant-bras, les mains, les mollets et les pieds présentent le même volume des deux côtés. Quand l'avant-bras droit étant fléchi sur le bras on ordonne au malade de le maintenir dans cette position et qu'on fait effort pour l'étendre, on constate une diminution notable de la force de résistance des fléchisseurs. La même faiblesse relative s'observe dans le membre inférieur droit que l'on fléchit facilement, malgré la volonté du malade; tandis qu'il faut déployer une grande force pour vaincre sa résistance à gauche. Si on lui donne les deux mains à serrer, il presse beaucoup plus fortement de la main gauche que de la droite. Si on le fait tenir debout sur un seul pied, il garde beaucoup plus facilement son équilibre sur le pied gauche que sur le pied droit.

Il n'y a pas de différence de température appréciable entre les membres des deux côtés. Cependant le malade dit avoir remarqué qu'il suait plus facilement du côté droit que du côté gauche.

Les sensibilités au contact, à la température, à la douleur, au chatouillement, sont normales et égales des deux côtés. La sensibilité et la contractilité électriques (courants faradiques) sont aussi égales des deux côtés.

La face ne présente rien de particulier, elle n'est pas déviée, et ses deux moitiés sont aussi mobiles l'une que l'autre. La langue est tirée en ligne droite; l'articulation des mots est normale. Les organes des sens ne présentent pas de troubles fonctionnels appréciables; la pupille droite est un peu plus dilatée que la gauche. Quand le malade a marché un peu vite, il se plaint d'avoir des éblouissements légers, qui durent quelques minutes et se dissipent spontanément.

L'intelligence est parfaitement conservée et n'a jamais subi aucune altération.

Ainsi que dans la première observation, le développement graduel de la parésie, dans ce cas, ne permet pas de songer à une embolie, tandis que la coïncidence d'une injection iodée dans la cavité pleurale et du début de l'engourdissement des membres conduit naturellement à penser que, dans ce cas aussi, il y a un rapport certain entre l'empyème et la parésie (1).

Malgré le caractère nettement hémiplégique de celle-ci, je ne pense pas qu'on soit suffisamment fondé à localiser la lésion dans l'encéphale. Les symptômes cérébraux proprement dits ont fait absolument défaut (pas de troubles de l'intelligence ou de la mémoire). On ne saurait arguer de l'existence de troubles de la parole; car il est nettement établi par le récit du malade qu'il s'agissait d'une simple *anarthrie*, sans aphasie. Or, l'anarthrie est, comme on sait, un symptôme bulbaire. Il est donc permis de supposer que la modification de la moelle qui a déterminé la paralysie du membre supérieur droit s'est étendue en haut, jusqu'au bulbe, de même qu'en bas: en suivant le côté correspondant de la moelle, elle a gagné la région des nerfs moteurs du membre inférieur.

En résumé, les observations précédentes, recueillies avec le plus grand soin par M. Pitres et dont nous avons ensemble constaté tous les détails par l'interrogation minutieuse des malades, semblent établir que l'opération de l'empyème, ou qu'une simple injection irritante dans la plèvre peut déterminer une parésie dans le membre supérieur et même dans le membre inférieur du côté correspondant (2).

(1) Depuis la lecture de cette observation, nous avons eu l'occasion de nous convaincre nous-même de la réalité de ce rapport : vu la persistance de l'écoulement purulent par la fistule, nous y avons, il y a environ trois semaines, fait faire une injection de teinture d'iode étendue de moitié d'eau iodurée. Or, à la visite du lendemain, le malade, sans que son attention eût été attirée sur ce point, s'est plaint à nous d'avoir ressenti, après l'injection de la veille, une sensation de fourmillement, puis de refroidissement dans le membre supérieur droit. Il importe de remarquer que nous avons toujours eu soin de lui cacher l'intérêt de ces phénomènes étranges, et qu'il n'a aucun motif pour désirer séjourner à l'hôpital. Nous croyons donc à sa véracité. D'ailleurs, tout ne s'est pas borné à des sensations subjectives; les jours suivants, nous avons pu constater *de la manière la plus certaine* que la faiblesse relative du membre supérieur droit, *qui s'était presque complétement dissipée* dans le courant du mois de décembre, *était redevenue aussi prononcée au moins* qu'en novembre. Aujourd'hui (20 janvier), elle a de nouveau disparu.

Dans l'observation I, nous avons aussi noté à plusieurs reprises que le malade ne pouvait soulever le bras ou serrer la main quand les douleurs de la plaie étaient plus vives; mais comme celles-ci s'irradiaient dans le membre, l'impuissance motrice pouvait peut-être en partie être rapportée à la douleur. Ici, cette objection ne serait pas fondée; le malade n'a pas éprouvé de douleur dans le membre, et néanmoins, pendant quelques jours, il n'a pu serrer avec force un objet placé dans sa main. La diminution de la force musculaire ne saurait donc être contestée. Le peu de durée de l'affaiblissement musculaire ne plaiderait-il pas en faveur d'une modification peu profonde de la moelle ?

(2) Dans nos deux faits, l'empyème siégeait *à droite*, particularité qu'il est peut-être utile de mentionner. (Voyez l'intéressante thèse de M. le docteur Delaunay : *Biologie comparée du côté droit et du côté gauche*. Paris, 1874.)

Rapprochées des faits de MM. Raynaud et Brouardel, tendant à prouver qu'une injection pleurale peut être suivie d'accidents épileptiformes, elles me paraissent dignes d'intérêt (1). Elles prendront une plus grande importance si, à l'avenir, les cliniciens, mis en éveil, observent des accidents de même nature (2).

(1) Tout récemment, le 19 février, j'ai observé un accident de ce genre chez une jeune femme, au moment d'une injection dans la plèvre d'eau et d'alcool (parties égales) faite avec un irrigateur, le surlendemain de l'opération de l'empyème : tout à coup, la malade s'écrie que « cela la brûle »; elle pâlit et se sent faiblir. Aussitôt on renverse en arrière la tête de la malade ; on la couche horizontalement ; on lui jette de l'eau fraîche à la figure. Bientôt, la scène change, la syncope est remplacée par de l'asphyxie et de la *contracture* des deux membres supérieurs, *surtout du membre droit* (correspondant à l'empyème) ; les avant-bras, les mains et les doigts sont fléchis et fixés dans cette position pendant quelques minutes, la respiration anxieuse, etc.

(2) Un malade que je traite actuellement (1er mars) pour une fistule thoracique, consécutive à l'opération de l'empyème faite dans un autre service, m'a dit avoir ressenti un *fourmillement* dans le membre supérieur après une injection irritante dans la plèvre.

Paris. — Imp. Félix Malteste et Cᵉ, rue des Deux-Portes-Saint-Sauveur, 22

www.ingramcontent.com/pod-product-compliance
Lightning Source LLC
LaVergne TN
LVHW012022170826
845678LV00004BA/1608